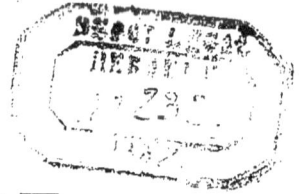

EAU
PLUS CHAUDE

OBTENUE PAR LE SONDAGE

AUX

BAINS DE LA MALOU-LE-HAUT

(SOURCE AUDIBERT),

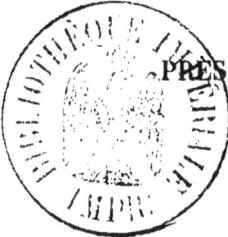

PRÈS BÉDARIEUX (HÉRAULT).

———

Monsieur le Docteur,

Les propriétaires de La Malou-le-Haut croient de
leur devoir de vous informer de la transformation
que vient de subir cet établissement, si avantageuse
pour la santé publique.

Déjà depuis long-temps apprécié pour ses cures
nombreuses dans certaines maladies, il vient, à la
suite de travaux habilement dirigés par M. J. François,
Ingénieur en chef des mines, chargé par le Gouverne-
ment de l'amélioration des eaux thermales, d'acquérir
une importance nouvelle par un succès qui dépasse

1858

toutes les espérances. Un sondage pratiqué à une grande profondeur, au centre du petit espace d'où sortaient les anciens griffons qui alimentaient les bains jusqu'à l'année dernière, vient de donner un nouveau jet ne fournissant pas moins de 250 litres d'eau par minute et ayant 35 *degrés de chaleur* à son émergence, et plus de 34 dans les piscines. Ce résultat, qui est une bonne fortune pour La Malou-le-Haut, étend le champ des effets avantageux de ces eaux.

Déjà supérieur aux autres établissements par sa position, son bon air, le confort de ses hôtels, la nature de ses eaux qui agissaient spécialement sur une classe de maladies dans lesquelles les autres sources n'avaient pas la même efficacité, l'établissement Audibert se place définitivement au premier rang à cause des avantages qu'il avait déjà et de ceux que lui procure la température élevée de sa nouvelle source.

En effet, d'après le conseil de notre Inspecteur M. le docteur Bourdel, Professeur-Agrégé de la Faculté de médecine de Montpellier, l'eau du nouveau griffon sera employée seule, et les eaux anciennes, mal à propos appelées *froides* puisqu'elles ont 30 degrés dans les piscines, continueront à être utilisées indépendamment de la source nouvelle, et à multiplier les cures merveilleuses constatées jusqu'à ce jour; réunion de deux avantages qu'on ne peut trouver dans aucun autre établissement. En attendant qu'une analyse faite par la science vienne confirmer les prévisions des hommes compétents qui ont pu en juger, nous pouvons vous dire, M. le docteur, que, par ses qualités *physiques*, l'eau de la nouvelle source ressemble à celle que nous avions déjà, sauf sa thermalité qui est beaucoup plus élevée puisqu'elle a cinq degrés en plus.

Permettez-moi, M. le docteur, de vous donner quelques renseignements sur l'établissement de La Malou-le-Haut (source Audibert).

Description des lieux.

Les bains de La Malou-le-Haut sont situés dans le vallon de La Malou, sur un plateau élevé au bas des collines de Villecelle ombragées de châtaigniers séculaires, en face de la route de St-Gervais. La vue n'y est bornée que par de frais monticules la plupart boisés et couverts de verdure, sur les flancs desquels on aperçoit de nombreux villages qui reposent l'œil de la vue trop uniforme des châtaigniers et des prairies.

Par une échappée qui suit le ruisseau *des Bains*, on aperçoit le riche vallon d'Hérépian et du Poujol qui est coupé par la belle route de Lodève à Castres, et sur les côtés duquel se trouve, comme un vieux souvenir des anciens temps, l'église monumentale de Rhédes, l'une des quarante bâties par Charlemagne, seul reste d'une abbaye célèbre dans les fastes du Languedoc.

L'établissement de La Malou-le-Haut se compose, outre l'ancien hôtel *du Petit-Paris*, qui en est une dépendance, d'un magnifique hôtel construit près de la source, très-heureusement exposé, où l'on trouve une table d'hôte de plus de 100 couverts, des chambres parfaitement aérées et ajournées, meublées à neuf, et des appartements complets pour familles entières où aucun confort ne manque. A cet hôtel sont annexés un salon, un café, une salle de billard, des remises, etc. A côté se trouve une chapelle où les saints offices sont célébrés tous les dimanches et le plus souvent chaque jour de la semaine.

Les bains de La Malou-le-Haut sont situés au nord, à l'extrémité d'une nouvelle route complantée de platanes et faite exprès pour ces thermes les plus éloignés, et à la distance de 2 kilomètres de la route départementale N° 8 de Lodève à Castres.

On peut être assuré de trouver dans l'établissement toutes les conditions désirables pour la propreté, l'élégance et la convenance du service. Enfin il est aujourd'hui à même, par l'accroissement de ses locaux et les embellissements de toute nature qu'il a reçus, de rivaliser avec les hôtels les mieux tenus.

Notions sur les Eaux.

Les bains de La Malou-le-Haut ont déjà fait leurs preuves. Quatorze années d'exercice pendant lesquelles leurs effets ne se sont pas démentis et les guérisons se sont multipliées, l'expérience d'un nombre immense de praticiens distingués, l'affluence de nombreux malades venus non-seulement de nos contrées, de Paris, Strasbourg, Marseille et des points les plus éloignés de la France, mais encore de l'Angleterre, de la Pologne, de la Russie et de l'Espagne, classent indubitablement ces eaux parmi les plus efficaces et les plus utiles.

Leurs vertus tiennent autant à leur composition qu'à leur thermalité qui permet de les employer telles que la nature les fournit, c'est-à-dire sans les chauffer ni les laisser refroidir, avantage que possèdent peu de sources thermominérales. Or, on sait généralement combien les eaux minérales se décomposent et perdent de leurs principes autant en se refroidissant que par le chauffage quelque bien dirigé qu'il soit.

Leur immense volume qui permet de les administrer à *eau courante*, telles qu'elles viennent de la source et sans passer par un bassin d'attente où leur dépôt les prive d'une partie de leurs principes, est encore un avantage qui mérite d'être signalé.

Analyse chimique publiée par l'Académie Impériale de Médecine de Paris.

SUBSTANCES VOLATILES.

litres.

Acide carbonique, soit libre, soit servant à constituer des bicarbonates.. 1,2649406

Azote........................... 0,0063247

grammes.

Carbonate d'ammoniaque 0,0004401

SUBSTANCES FIXES.

grammes.

Sulfate de soude.................	0,0458500
Id. de chaux.................	0,0270005
Chlorure de sodium.............	0,0857502
Carbonate de soude.............	0,3653225
Id. de fer contenant les crénate et apocrénate de sesquioxyde de fer.	0,0221400
Carbonate de manganèse..........	0,0060475
Id. de chaux...............	0,4000000
Id. de magnésie.............	0,0667425
Phosphate d'alumine.............	0,0027450
Silice........................	0,0180000
Alumine......................	0,0050800
Matière organique formant les acides crénique et apocrénique.........	0,0599500
Total.............	1,0273750

Cent parties du dépôt qui s'accumule dans le bassin ont donné :

Oxyde de fer 69

Carbonate de chaux 6

   Id.   de magnésie 1

Acide carbonique 29

Ces eaux doivent donc être classées parmi les *ferro-crénatées-gazeuses-acidules-thermales.*

Température.

Jusqu'à l'année dernière, les sources de La Malou-le-Haut n'avaient que 30 degrés dans les piscines. Cette température, excessivement avantageuse pour certaines maladies, éloignait quelques baigneurs qui avaient besoin d'un peu plus de chaleur.

A partir de la saison actuelle, nous pouvons, grâce à la source nouvellement découverte et à la conservation isolée des anciennes, donner des bains à deux températures différentes, soit à **30 et à 35 degrés.** Ce sera à M. le Médecin Inspecteur à diriger les malades dans le choix des bains tempérés ou des bains chauds, suivant le genre de maladie.

Emploi des Eaux.

« Elles se prennent en bains, douches de tous systèmes, et en boisson. Les bains se prennent générale-

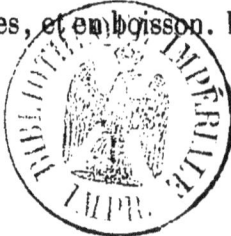

ment dans des piscines **à eau courante**, et se
renouvellent constamment ; de telle sorte que, outre
l'action d'une masse plus considérable d'eau minérale agissant en permanence sur le corps , on a
l'avantage de subir l'influence d'une eau toujours
nouvelle. Cependant on peut , dans des cas particu-
liers, prendre le bain dans des baignoires qui sont
aussi alimentées d'une manière continue.

» Une excellente amélioration généralement ré-
clamée et qui n'est que le commencement de plus
grandes en projet pour l'année prochaine, consiste en
la création de *petites piscines* où une famille ou plusieurs personnes de connaissance pourront prendre
leur bain en particulier , tout en ayant l'avantage de
jouir d'une masse aussi considérable d'eau toujours
renouvelée.

» Les douches si efficaces dans le traitement de
certaines maladies, que les établissements d'Allemagne
négligent presque les bains pour avoir spécialement
recours à elles, sont organisées , à La Malou-le-Haut,
de telle sorte qu'elles peuvent être employées selon
tous les besoins et d'après les conseils des médecins.
On vient d'y établir une douche chaude d'eau minérale
qui pourra fonctionner alternativement ou simultané-
ment avec la froide suivant les besoins.

» La proprieté de La Malou-le-Haut jouit de plusieurs
sources qu'on peut prendre en boisson , outre celles
qui appartiennent à divers autres propriétaires.

Vertus curatives des Eaux.

« Sans être une panacée universelle , les eaux de La Malou-le-Haut ont une action efficace sur un grand nombre de maladies types et sur leurs variétés. Ainsi la plupart des affections nerveuses , le rhumatisme, la goutte, la gravelle, la paralysie, bon nombre de maladies des femmes, les engorgements abdominaux, la faiblesse générale ou partielle , plusieurs dérangements des voies digestives, sont heureusement modifiés par elles.

» Parmi les maladies nerveuses, nous citerons l'hystérie, les vapeurs hystériques , l'hypocondrie, la chorée ou danse de St-Guy, l'épilepsie, les névralgies , les spasmes , la sciatique , etc. Nous serions obligés d'étendre trop le cadre de cet écrit si nous voulions donner la simple énumération des nombreuses guérisons de la plupart de ces maladies observées à La Malou-le-Haut. Quelques-unes, quoique plus rebelles et moins nombreuses , n'en ont pas moins été heureusement modifiées. Ainsi il suffit de rappeler l'exemple d'un Officier atteint de névralgie du nerf trijumeau si douloureuse, connue sous le nom de tic douloureux de la face, inutilement traitée dans plusieurs hôpitaux de France et notamment à l'hôpital St-Éloi de Montpellier , et qui a trouvé

sa guérison après quelques bains de cet établissement. Nous mentionnerons encore comme cas rare
la guérison d'un jeune épileptique des Hautes-Alpes,
envoyé par M. le Professeur Dupré, et celle d'un
enfant d'un village de l'Aude, traité par M. le docteur
Bourdel.

» Il nous est impossible de relater les cas de guérison de sciatique, vu le nombre de malades atteints
de cette affection qui sont guéris tous les ans à La
Malou-le-Haut. L'efficacité de ces eaux contre le
rhumatisme en même temps que contre les affections
nerveuses, explique son heureuse influence dans la
sciatique dont la nature tient de ces deux affections.

» Jusqu'ici elles étaient conseillées avec un grand
avantage contre le rhumatisme nerveux, goutteux,
les névralgies rhumatismales; mais elles ne devaient
être employées qu'avec prudence dans le rhumatisme aigu ou lorsque ses attaques s'étaient fait res-
sentir depuis peu. La température élevée de la nouvelle source nous permet de penser qu'il n'en sera
pas de même à l'avenir, et que tous les rhumatisants
s'en trouveront également bien. Les rhumatismes
partiels, les névralgies rhumatismales, les douleurs
vagues, la gastralgie, les entéralgies, les anxiétés
précordiales, les palpitations, les oppressions, l'asthme
s'y voient en grand nombre et y éprouvent de mer-
veilleux effets.

» On peut dire que les eaux de La Malou-le-Haut
ont une action spéciale contre la goutte et ses variétés.
Parmi un grand nombre de goutteux qui ont trouvé
soulagement à leurs maux, M. C..... et M. A...., de
deux villages voisins, qui avaient inutilement couru
plusieurs autres établissements thermaux, et qui
depuis plusieurs années jouissent d'une immunité
complète depuis qu'ils font usage de ces eaux, en sont
des exemples frappants. Il en est de même de Mme X...
qui, arrivée à l'établissement toute percluse et ne
pouvant remuer aucun membre, s'en est retournée,
après quelques bains, pouvant se servir assez bien
des deux bras.

La gravelle, qui a tant de relations avec la goutte,
se trouve aussi très-heureusement combattue par les
eaux de La Malou-le-Haut prises en bain et en boisson :
c'est à leurs effets que M. M...., capitaine de vaisseau
de Gruissan, qui rendit un gravier de la forme et du
volume d'un haricot de Soissons au milieu d'un grand
nombre d'autres, M. l'abbé B....., etc., doivent leur
guérison.

» Les dames sont en majorité parmi les baigneurs
de La Malou-le-Haut. Ce fait s'explique par l'efficacité
de ces eaux contre la chlorose, les pâles-couleurs,
l'aménorrhée, la dysménorrhée, les fleurs blanches,
les pertes utérines ou hémorrhoïdales trop abondantes.
Les baigneuses atteintes de ces affections sont ex-

cessivement nombreuses. Mais c'est surtout les symptômes vagues et quelquefois très-douloureux et très-fatigants qui accompagnent l'époque critique qui sont heureusement modifiés par ces bains.

» Certaines lésions organiques peu avancées de la matrice, telles qu'ulcérations du col, catarrhes et engorgements chroniques, y sont traitées avec efficacité.

» Il en est de même de l'aphonie sans lésion organique et dépendante d'un trouble dans la fonction menstruelle. Une dame de Florensac, qui recouvra la parole après plusieurs années, et Mlle V..., de St-André, qui l'a recouvrée après huit mois d'aphonie, sont des exemples qui ont fait crier au miracle.

» Soit ignorance de la valeur des eaux, soit plutôt à cause du voisinage d'un établissement du midi qui a une réputation établie pour ce genre de maladies, les bains de La Malou-le-Haut n'étaient guère utilisés contre la paralysie et les suites des attaques d'apoplexie. Des observations datant de trois ans ont permis à M. le docteur Bourdel, Professeur-Agrégé de la Faculté de médecine de Montpellier, et à M. le docteur Boissier, de s'assurer que les eaux de La Malou-le-Haut, administrées avec intelligence en bains et en douches, guérissent, dans certains cas, les paralysies partielles du sentiment et du mouvement (hémiplegie, paraplégie, etc.), et les suites plus ou moins graves d'attaques d'apoplexie. La guérison de Mlle T....., qui, après quinze jours de traitement, abandonna sa béquille et put marcher sans appui, celle de Mme X...., qui avait besoin de deux béquilles pour se soutenir, toutes deux atteintes d'hémiplégie ; la cure de Mme M...., atteinte de paraplégie datant de près de trois ans et suite de couches ; le libre mouvement rétabli dans le bras et la main gauches chez M. P...., atteint de paralysie rhumatismale de ce membre, sont des exemples que tout le monde a pu constater et que personne n'a oublié.

» Un appareil de douches commodément disposé augmente beaucoup la valeur de l'application des eaux, et multiplie leurs indications.

» Des sources nombreuses prises en boisson ont un effet très-remarquable dans les maladies des voies digestives, telles que dyspepsie, gastralgie, gastrite chronique, perte d'appétit, vomissements réputés incoërcibles, etc. »

(Extrait du rapport de M. le docteur Bourdel, Médecin-Inspecteur.)

Logements.

Deux hôtels constituent les dépendances de La Malou-le-Haut. L'un, près de la source, construit seulement depuis quelques années, magnifiquement situé tout près des bains, et parfaitement aéré, se compose d'un grand nombre de jolies chambres confortablement meublées et d'une excessive propreté ; il a, en outre, un salon, un café, un billard, un piano ; l'ameublement et la literie sont entièrement neufs ; on y trouve un service parfaitement organisé, deux tables d'hôte bien servies, et, au besoin, des repas à part. M. Roques, fermier de cet hôtel, fait de son mieux pour satisfaire aux désirs des baigneurs.

L'hôtel du Petit-Paris, où l'on trouve un vaste jardin donnant sur la promenade à portée de tous les établissements de La Malou, a aussi deux tables bien servies et des cuisines commodes où se trouvent tous les objets nécessaires aux personnes qui veulent vivre en famille et faire leur ordinaire ; on y trouve aussi un salon, un café, un billard.

Cet hôtel est tenu par M. Rouquairol.

On trouve dans les deux hôtels des chambres et des salons qui communiquent pour les familles qui désirent être réunies.

Distractions.

Indépendamment des promenades variées et pittoresques qui existent sur les terres attenantes à l'établissement, les environs offrent d'agréables buts d'excursions.

Villemagne avec ses antiquités précieuses ; les Aires avec ses frais ombrages ; la Vernière et ses eaux bienfaitrices; le Poujol et ses filatures; Colombières avec ses gorges pittoresques et sa cascade qui rappellent certains sites de la Suisse; le majestueux Carous, ses pentes abruptes et son sommet qui n'a pas moins de 1200 mètres de hauteur, et d'où l'on aperçoit tout ce vaste et riche pays limité en face par la Méditerranée, et d'un côté par les Alpes et de l'autre par les Pyrénées; Villecelle et ses châtaigniers séculaires; Capimon, St-Michel et leurs ermitages; sont autant de buts à des promenades agréables et peu fatigantes qui développent la vertu des eaux, en tant qu'elles sont faites avec mesure et prudence.

Des montures et des équipages sont à la disposition des baigneurs pour les excursions trop longues et les courses prolongées jusqu'à Bédarieux, Béziers, St-Gervais, etc.

Prix.

Dans aucune autre station thermale, les prix des logements, de la nourriture et du traitement médical ne sont aussi modérés. On est logé et nourri, à l'hôtel de la source, pour 6 fr. par jour à la première table, et 4 fr. à la deuxième.

A l'hôtel du Petit-Paris, pour 5 fr. à la première et 3 fr. à la deuxième.

Moyennant des prix très-modérés, on peut avoir

des logements et toutes les commodités nécessaires pour les personnes qui veulent vivre en ménage et faire leur ordinaire.

Le prix du bain est de 90 centimes.

Celui de la douche de 75 centimes.

Le bain et la douche pris en même temps ne sont comptés que 1 fr. 50 c.

Moyens d'arriver à La Malou-le-Haut.

Les chemins de fer du Midi et de Lyon à la Méditerranée portent les voyageurs à Béziers d'où partent tous les jours plusieurs services de diligences pour La Malou ou pour Bédarieux. Espérons que l'ouverture si souvent annoncée du chemin de fer de Graissessac se fera avant la fin de la saison. Les diligences partant plusieurs fois par jour de St-Pons, Lodève, Pézenas, portent les voyageurs à Bédarieux où un omnibus spécialement affecté au service de La Malou-le-Haut les prendra à leur arrivée.

S'adresser, pour toutes demandes et renseignements, à

M. V. AUJOULET, Directeur.

Le Directeur de La Malou-le-Haut

V. AUJOULET.

Montpellier, Imprimerie de RICARD Frères , plan d'Encivade.

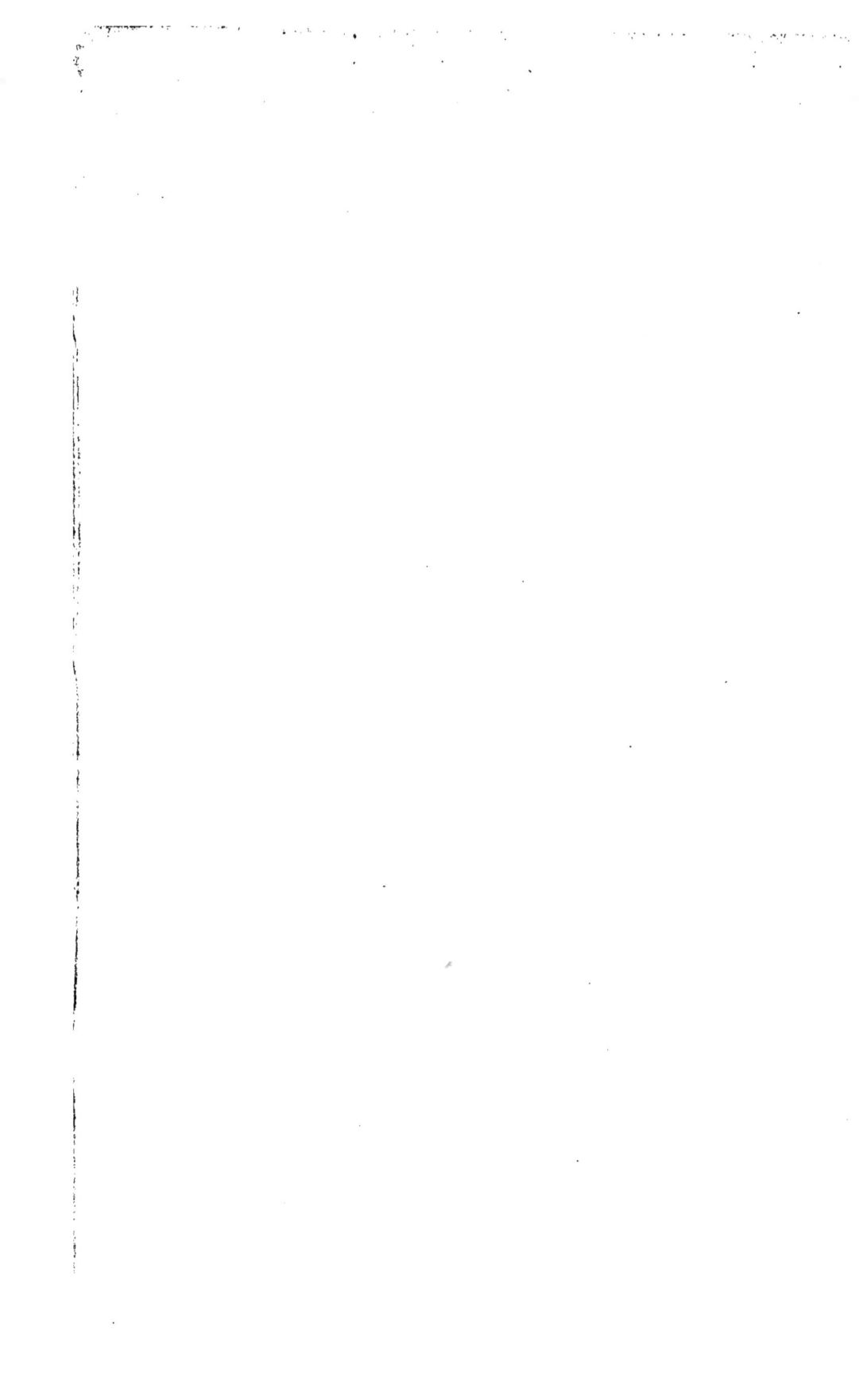

www.ingramcontent.com/pod-product-compliance
Lightning Source LLC
Chambersburg PA
CBHW050448210326
41520CB00019B/6118